QUELQUES IDÉES

SUR LE

TRAITEMENT DE LA DIPHTHÉRIE

PAR

M. LE DOCTEUR GUELPA

Secrétaire de la Société de médecine pratique,
Membre de la Société de thérapeutique,
Membre correspondant de l'Académie de médecine de Turin, etc.

COMMUNICATIONS FAITES A LA SOCIÉTÉ DE THÉRAPEUTIQUE
Séances du 24 avril et du 22 mai 1889.

PARIS

OCTAVE DOIN, ÉDITEUR

8, PLACE DE L'ODÉON

1889

QUELQUES IDÉES

SUR LE

TRAITEMENT DE LA DIPHTHÉRIE

PAR

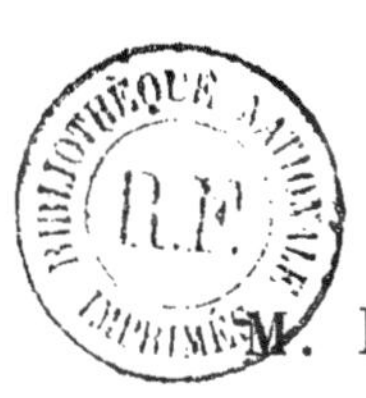

M. LE DOCTEUR GUELPA

Secrétaire de la Société de médecine pratique,
Membre de la Société de thérapeutique,
Membre correspondant de l'Académie de médecine de Turin, etc.

COMMUNICATIONS FAITES A LA SOCIÉTÉ DE THÉRAPEUTIQUE
Séances du 24 avril et du 22 mai 1889.

PARIS

OCTAVE DOIN, ÉDITEUR

8, PLACE DE L'ODÉON, 8

1889

QUELQUES IDÉES

SUR LE

TRAITEMENT DE LA DIPHTHÉRIE

Pourquoi, dans le traitement de la diphthérie, les mêmes médicaments donnent-ils des résultats satisfaisants à certains praticiens et des résultats négatifs à d'autres ?

Une communication que M. le docteur Callias a faite le 7 mars à la Société de médecine pratique sur le traitement de la diphthérie par la résorcine (1) a été, encore une fois, la cause de cette étrange différence d'opinion à l'égard de l'action d'un même médicament contre la même maladie. En effet, tandis que M. Callias accusait les résultats les plus satisfaisants de l'administration de la résorcine contre la diphthérie, M. Cadet de Gassicourt s'inscrivait en faux contre l'action bienfaisante de ce médicament. Il l'a essayé, disait-il, dans son service, à tous les degrés de saturation, depuis la solution au dixième jusqu'au tiers et jamais avec des résultats positifs.

Dans la séance du 5 janvier 1888 (2), à cette même Société, on avait déjà assisté à une identique opposition d'idées au sujet du traitement par les préparés phénolés. Aux résultats exceptionnellement heureux avancés par M. Roulin, M. Cadet de Gassicourt affirmait que dans ses expériences il n'avait jamais obtenu de guérisons dues à l'acide phénique. Cependant Kempster, Rothe d'Altenburg, Giovanni Calligari, Jacobi, Oertel et plusieurs autres, sont unanimes à affirmer l'action incontestablement favorable de l'acide phénique contre la diphthérie.

La même discordance, nous la constatons pour un grand nombre d'autres médicaments. Tandis que Roger et Peter, en expérimentant la soude caustique en solution au quart dans la glycérine, étaient obligés de reconnaître que malheureusement

(1) *Bulletin de la Société de médecine pratique,* 1889.
(2) Société de médecine pratique, séance du 5 janvier 1888.

les fausses membranes reparaissaient au bout de six à douze heures, Francotte, au contraire, s'en trouvait bien, en diluant ce médicament dans l'eau de chaux (1).

De même, tandis que Baron avait des résultats très encourageants de l'administration de l'eau de Vichy, Monti contestait aux alcalins toute action heureuse contre la diphthérie (2).

L'acide salicylique, qui a donné des succès si exceptionnels à Weise, est déclaré complètement inefficace par Cadet de Gassicourt et Bergeron (3).

Le jus de citron, qui a réussi si bien dans les mains de Revillout et de Bouffé, a été abandonné dans les hôpitaux de Paris, où la mortalité a continué si grave, si effrayante que par le passé (4).

Après Aubrun, Isnard, Jacobi et beaucoup d'autres, nous avons obtenu de vrais succès par l'administration du perchlorure de fer. Par contre, Barthez et Sanné accusent ce médicament de ne point empêcher la reproduction des fausses membranes et d'avoir l'inconvénient d'être d'une saveur désagréable, de provoquer la dysphagie et d'être d'une application douloureuse, plus pénible que celle du nitrate d'argent (5).

L'acide borique, l'acide oxalique et tant d'autres médicaments dans les mains des plus illustres ont été tour à tour l'objet d'opinions diamétralement opposées.

Si ces faits s'étaient passés toujours dans des épidémies différentes, on pourrait avancer, en faveur ou contre le succès, la condition bénigne ou maligne de l'épidémie, ou simplement le fait de s'être trouvé dans différentes périodes de la même épidémie. Mais cette question de série, excuse commode, quoique vraie en beaucoup de cas, manque souvent; car souvent il s'est agi de l'application du même médicament ou de médicaments différents pendant la même épidémie, à la même période d'épidémie et dans les mêmes conditions sociales. Cependant, malgré cette

(1) Francotte, *la Diphthérie*. Bruxelles, 1885.

(2) *Gazette médicale*, 1839.

(3) *Ein Beitrag zur antiseptischen Behandlung der Diphtherie* (*Berlin. Klinische Wochensch.* et *Union médicale*, 1878).

(4) J. Bouffé, *Recherches cliniques sur la diphthérie et de son traitement en particulier*. Paris, 1879.

(5) *Dictionnaire de Dechambre*, article DIPHTHÉRIE.

identité de circonstances, le fait ne reste pas moins incontestable que le même médicament dans les mains de certains praticiens donne des résultats heureux, tandis que d'autres expérimentateurs n'en tirent absolument aucune action favorable évidente·

A quoi cela tient-il ? Une cause doit pourtant exister pour nous expliquer cette différence si frappante.

Cette cause, je pense l'avoir trouvée ; je l'ai même déjà signalée dans des travaux précédents (1).

Pour nous en rendre bien compte, reprenons l'examen de ces différents traitements dont nous avons parlé plus haut, et analysons-le au moins à un point de vue ; vous verrez que par eux nous trouverons la clef de ce que nous cherchons.

M. Callias, en répétant après Andéer, Leblond et Jaja les applications de résorcine contre la diphthérie a eu bien soin de dire qu'il fait les badigeonnages avec la solution à 5-10 pour 100 *toutes les heures, nuit et jour.*

A cela, il ajoute encore des pulvérisations au-devant des cavités buccales et nasales toutes les deux ou trois heures, et il fait, en outre, des fumigations deux ou trois fois par jour, et quelquefois plus souvent avec de la résorcine en nature, sublimée par une chaleur modérée. Notez bien le fait que M. Callias fait ses badigeonnages *toutes les heures, le jour et la nuit.* Je doute fort que M. Cadet de Gassicourt ait administré la résorcine d'une façon si régulière et sans interruption. Un des principes pour lui indiscutables, dans le traitement des diphthériques, est celui de respecter scrupuleusement le sommeil de ses malades. Je suis donc en droit de croire que les malades de M. Cadet de Gassicourt n'étaient pas expressément réveillés la nuit pour subir les badigeonnages et les pulvérisations de résorcine. D'ailleurs, nous savons tous, que tel serait son désir, qu'il ne pourrait pas être satisfait à l'hôpital ; le nombre matériel du personnel se trouvant absolument insuffisant, si insuffisant, qu'aucun médecin ne pourra pas même obtenir que chaque enfant reçoive la médication régulièrement toutes les deux heures pendant le jour.

Au sujet de l'acide phénique, M. Roulin nous a dit qu'il administrait ses préparations phénolées en irrigations *toutes les heures*

______
(1) *Nouvelle méthode de traitement de la diphthérie.* Paris, 1887 ; — *Du traitement de la diphthérie.* Paris, 1888.

le jour et la nuit ; et les résultats qu'il en a obtenus sont extra-ordinairement heureux.

Kempster (1) et Rothe d'Altenburg (2) pratiquent *toutes les heures* un badigeonnage d'un mélange phéniqué, et font garga-riser *toutes les demi-heures* avec une tasse d'eau, dans laquelle on a introduit une cuillerée à café de la même mixture.

Giovanni Calligari (3) applique *tous les quarts d'heure* sur les parties malades, une solution au centième d'acide phénique.

Jacobi (4) fait des badigeonnages et des irrigations *très fré-quentes* avec des solutions phéniquées.

Oertel (5) déclare que l'acide phénique constitue le meilleur et le plus sûr moyen, qui soit actuellement à notre disposition, pour combattre la diphthérie. Mais le médicament doit être em-ployé avec énergie. On fera *toutes les deux heures, toutes les heures* ou *plus souvent*, pendant cinq à dix minutes, suivant l'âge des malades, des pulvérisations avec une solution à 5 pour 100. Le malade doit tenir directement l'appareil dans la bouche.

Tous ces praticiens ont obtenu les meilleurs résultats de leur administration des préparations phéniquées. Oertel, sur cin-quante et un cas, n'a pas perdu un seul malade.

Le bicarbonate de soude qui, en général, n'a produit que des insuccès dans le traitement de la diphthérie, parce qu'il était ad-ministré en potion et en badigeonnages, et à longs intervalles, par contre a réussi à Baron qui le prescrivait jusqu'à deux bou-teilles par jour, parce que l'ingestion de si grande quantité d'eau constituait un lavage très fréquent de la gorge.

Nous avons dit que MM. Cadet de Gassicourt et Bergeron avaient constaté l'inefficacité de l'acide salicylique et du salicy-late de soude contre la diphthérie. Il est inutile de dire que ces deux savants praticiens ont expérimenté ces médicaments à l'hô-pital, et dans les conditions dont nous avons parlé plus haut au sujet de la résorcine.

---

(1) *The American Journal of the Medical sciences*, July 1888.
(2) Francotte, *la Diphthérie*. Bruxelles, 1885.
(3) *la Nuova Liguria Medica*, 1871.
(4) Gerhardt, *Handbuch der Kinderkrankheiten*, article Diphthérie de Jacobi.
(5) Ziemssen, *Handbuch der Allgemeinen Therapie*, 1882.

Weise(1) qui est un des défenseurs de l'acide salicylique, procède de la façon suivante dans l'application de ce traitement : il commence par un badigeonnage ou une inhalation d'une solution d'acide salicylique ; une demi-heure après, il donne une cuillerée de vin hongrois ; après un intervalle d'une demi-heure, une cuillerée de solution de benzoate de soude à 2,50 pour 100 ; nouvel intervalle d'une demi-heure, une cuillerée de vin hongrois ; enfin à la deuxième heure, gargarisme et inhalation à l'acide salicylique, et la série recommence. Pendant la nuit, les intervalles sont d'une heure au lieu d'une demi-heure.

Comme vous voyez, Weise ne laisse pas passer plus d'*une demi-heure le jour* et *une heure la nuit* sans qu'il lave la gorge de son malade avec un principe actif, qu'il soit ce principe du bon vin ou de la solution d'acide salicylique, ou bien de la solution de benzoate de soude.

Le jus de citron est à peu près abandonné dans les hôpitaux. Cependant il fut un vrai succès dans les mains de Revillout (2) et de Bouffé (3). Mais aussi, comment l'administraient-ils !

Revillout employait jusqu'à quatre citrons par heure : *toutes les dix minutes*, il en faisait tomber le jus dans l'arrière-gorge. La cure complète exigeait quelquefois près de deux cents citrons.

Le traitement de Bouffé, avec le jus de citron, était moins simple. Sans parler des frictions qu'il faisait faire largement sur le corps du malade avec un mélange d'axonge, camphre et benjoin, je tiens à attirer votre attention sur ce fait, qu'il prescrivait de donner *toutes les demi-heures jour et nuit*, une cuillerée de la potion dont le principal ingrédient était le jus de citron ; et avec cela des boissons émollientes, beaucoup de lait, des potages, du bouillon, etc. A part les autres conseils que Bouffé donne au sujet de son traitement, « il est une recommandation, dit-il, que je ne crois pas devoir négliger, c'est de soigner les enfants *nuit et jour*, tant que la convalescence n'est pas nettement établie. C'est une véritable torture, qu'on me permette le mot, à leur infliger ; mais, en récompense, que de fois avons-nous vu

(1) *Ein Beitrag zur antiseptichen Behanglung der Diphtherie* (*Berlin. Klin. Wochensc.*, 1881).
(2) *Bulletin de l'Académie de médecine de Paris*, 1865.
(3) *Op. cit.*

guérir des petits malades, qui, certes, eussent péri, si on leur avait accordé seulement six ou huit heures de repos. »

Comme vous voyez, messieurs, nous sommes loin de la pratique de respecter scrupuleusement le sommeil du petit malade, et de nous contenter sceptiquement de l'application rare d'un médicament quelconque.

Si nous venons à l'emploi du perchlorure de fer contre la diphthérie, nous avons encore moins de peine à établir cette vérité : que l'affection est d'autant plus sûrement et plus rapidement vaincue que la partie malade est plus fréquemment lavée par la solution employée. Ainsi, nous voyons que les Aubrun père et fils faisaient boire à leurs diphthériques une gorgée de la solution à 4 pour 100 *toutes les cinq minutes le jour* et *tous les quarts d'heure la nuit*. Jacobi veut qu'on administre la solution de perchlorure de fer *tous les quarts d'heure* ou *toutes les heures*, selon la gravité de la maladie. Colson, Clar, Noury administrent aussi le médicament à peu près *toutes les demi-heures, le jour et la nuit* (1).

Pour mon compte, je sais bien que c'est à la fréquence et à l'abondance avec lesquelles je pratique le lavage et les pulvérisations du nez, de la gorge, et, en cas de trachéotomie, du larynx et de la trachée, que je dois les bons résultats que j'obtiens dans le traitement de la diphthérie. Et j'en suis doublement convaincu, parce que depuis que je me conforme scrupuleusement à cette idée, je n'ai pas perdu un seul malade de diphthérie, non compliquée d'autre processus infectieux, qui ait été traité au début de l'affection. Ce qui m'a autorisé à écrire dans de précédents travaux :

1° Que toute angine diphthéritique non compliquée d'autre affection infectieuse est suivie presque sans exception de guérison dans l'espace d'une semaine, si elle est combattue dès les premières vingt-quatre heures de son existence, avec les irrigations d'eau perchlorurée dans la gorge et dans le nez, et si ces irrigations sont pratiquées au moins deux ou trois fois par heure le jour et la nuit (2) ;

(1) Francotte, *loc. cit.*

(2) *Du traitement de la diphthérie* (*Bulletin général de thérapeutique*, 15 septembre 1888).

2° Que la mortalité de la diphthérie doit descendre probablement au-dessous de la moyenne de celle des autres maladies contagieuses, et cela soit dans la clientèle, soit à l'hôpital, si on ne
tarde pas à appliquer le traitement avec l'exactitude et le dévouement que nécessitent la gravité et la rapidité de la marche de
cette maladie (1).

Cherchez aussi par qui ont été obtenus les meilleurs résultats de l'emploi de l'eau de chaux, du chloral, de l'acide borique,
du brome, de la glace, des inhalations de vapeur, etc., et vous
n'aurez pas de peine à constater que les plus heureux ont toujours été ceux qui ont appliqué ces médicaments avec la plus
grande fréquence, *le jour et la nuit,* ceux qui n'ont pas craint
d'interrompre sans cesse le sommeil de leurs petits malades,
tant que persistait menaçante l'activité de l'agent pathogène.

Nous venons de voir que le nombre des médicaments, dont
l'application a été suivie de succès dans le traitement de la diphthérie, est assez grand. Malheureusement il a été trop souvent
prouvé que les maladies contre lesquelles la thérapeutique a
beaucoup de médicaments sont celles qui, précisément, sont au-
dessus de toute action médicamenteuse certaine.

En serait-il de même dans notre cas spécial ? Tel est l'avis du
plus grand nombre, avis formulé d'une manière impitoyable
par notre confrère M. Cadet de Gassicourt, dans son remar-
quable *Traité clinique des maladies de l'enfance* (2). Pour lui,
trois mots suffisent pour caractériser la valeur des médicaments
employés pour combattre la diphthérie : *Tous sont impuissants.*

Pour moi, je ne le pense pas. Sans prétendre que nous pos-
sédons déjà le ou les spécifiques de la diphthérie, je crois néanmoins que la thérapeutique est beaucoup mieux armée contre
cette maladie que contre le plus grand nombre des affections
infectieuses et contagieuses, et cela par la simple raison que cette
affection, au moins au début, est incontestablement localisée, et
ce qui est plus, presque toujours localisée sur des parties super-
ficielles qu'on peut atteindre directement. Dans cette quantité de

(1) *Quelques considérations et propositions au sujet d'un cas de diphthérie (Bulletin de la Société de médecine pratique,* 1887).

(2) Cadet de Gassicourt, *Traité clinique des maladies de l'enfance.* Paris,
1884.

médicaments, qui exercent une heureuse influence contre le processus diphthérique, je vois, oui, jusqu'à un certain point, une question de série ; mais j'y trouve bien plus la preuve que le microbe de Klebs, tout en étant doué d'une pullulation très rapide, est beaucoup plus saisissable et bien moins résistant à certains agents thérapeutiques que ne le sont, en général, les autres micro-organismes pathogènes.

D'ailleurs, grâce aux remarquables recherches de MM. Roux et Yersin (1), nous avons aujourd'hui la certitude que la perniciosité de la diphthérie n'est pas la conséquence directe des micro-organismes, mais bien de l'absorption de leurs produits de sécrétion. Si, à cette donnée, nous ajoutons, comme nous l'avons dit, que les microbes de la diphthérie se développent, dans l'immense majorité des cas, sur des tissus de surface, il n'est pas difficile de concevoir que l'affection sera d'autant plus facilement vaincue et éteinte, que l'intégrité de la muqueuse et celle de l'épithélium seront mieux respectées, et d'autant plus que l'application très fréquente du médicament gênera l'évolution du microbe pathogène, et surtout d'autant plus que les irrigations abondantes et à très brefs intervalles emmèneront au loin les produits de sécrétion bacillaire en empêchant l'absorption de ces produits septiques par l'organisme.

J'ai dit ailleurs (2) que la fausse membrane ne m'inquiète pas beaucoup, tant qu'elle reste dans certaines limites : le vrai but du traitement pour moi est d'éviter qu'elle s'étende sur de trop vastes surfaces. Car, et cela je l'ai constaté toujours avec les lavages d'eau perchloruro-ferrugineuse, si ces lavages sont réguliers et fréquents, l'expansion de la fausse membrane est bientôt limitée, et, si les tissus sous-jacents à elle ne sont pas irrités par le fait du traitement, cette fausse membrane tombe toujours d'elle-même du deuxième au huitième jour. Il est vrai qu'à sa place souvent il s'en forme une autre, mais celle-ci est toujours plus limitée et plus mince, et tombe à son tour dans un délai encore plus bref. Comme vous voyez, au lieu de vouloir de toute force débarrasser la partie malade des fausses membranes, ainsi

---

(1) *Annales de l'Institut Pasteur*, 1888.

(2) *Quelques considérations et propositions au sujet d'un cas de diphthérie* (*Bulletins de la Société de médecine pratique*, 1887).

qu'on me l'a attribué, mon intention, au contraire, est de ne pas les violenter, mais seulement et surtout de les circonscrire, de les parquer pour ainsi dire, en attendant qu'elles tombent définitivement d'elles-mêmes, ce qui arrive généralement dans l'espace de moins de huit jours. Pour me servir d'une expression figurée qui s'y prête de tous points, je dirai que les fausses membranes sont un ennemi qu'il est imprudent de prendre d'assaut. Il suffit de l'assiéger pour le voir régulièrement capituler à bref délai, si la région envahie n'est pas encore par trop étendue.

D'ailleurs, les études microbiologiques positives de Roux et Yersin et les négatives de Loeffler, nous ont prouvé que le poison diphthérique ne produit ses effets pernicieux qu'à la condition d'être versé dans l'organisme en quantité assez abondante. Et mes recherches anatomo-pathologiques, que j'ai faites ces derniers temps à l'hôpital Trousseau, et que je vous communiquerai un peu plus tard, s'accordent avec les données de Roux et Yersin, et répondent précisément à l'idée que j'avais depuis longtemps, c'est-à-dire que la diphthérie n'est jamais fatale qu'à la condition d'être développée, d'être implantée sur une très large surface, à l'exception bien entendu de l'action mécanique de la constriction croupale.

En opposition à mes idées, on peut m'objecter qu'ils ne sont pas rares les cas de séries heureuses où l'application du médicament n'a été faite que peu de fois.

Je crois ne pas me tromper en affirmant que dans ces cas il y a eu faute d'interprétation, qu'il y a eu confusion, en attribuant au médicament ce qui est le mérite de l'ensemble de la médication. Ainsi en serait-il du traitement où les cautérisations en constituent la base. Pour n'en citer qu'un seul de cette très grande classe, vous connaissez tous la méthode du docteur Gaucher, qui pratique deux à trois fois par jour le frottement vigoureux des points malades avec un gros pinceau en blaireau rude et taillé en brosse, et il fait suivre immédiatement cet écouvillonage par la caustication des surfaces dénudées et dépouillées des fausses membranes, avec une solution huileuse d'acide phénique camphré, où l'acide phénique entre dans la proportion de 4 à 10 pour 100 (1).

(1) Société de médecine pratique, séance du 3 janvier 1889.

Cette méthode, qui a eu des succès si retentissants ces derniers temps, a été adoptée et appliquée par notre confrère le docteur Dubousquet-Laborderie, qui nous communiquait, il y a quelques jours, le résultat de ses expériences. Sur quatre-vingt et un cas, il n'a eu que quatre décès.

A première vue, on peut croire que le succès de ce traitement revient à l'action directe de ces cautérisations ; et MM. Gaucher et Dubousquet-Laborderie en sont convaincus. Pour moi, je pense qu'ils font erreur. Car il faut tenir compte que ce traitement n'est pas constitué uniquement par les cautérisations. En effet, quoique ne leur attribuant qu'une valeur tout à fait secondaire, les auteurs pratiquent, pendant toute la durée de la maladie, des injections phéniquées, et ils les font *toutes les heures, le jour et la nuit* (1).

Il est bien vrai de dire que M. Dubousquet-Laborderie a essayé dans dix ou douze cas, les simples cautérisations sans lavages, et qu'il a vu guérir ses malades. Mais il a eu la franchise d'ajouter qu'il s'agissait de cas d'intensité moyenne, et que la durée de la maladie avait été plus longue qu'avec les injections. Or, je le répète, dans le traitement de MM. Gaucher et de Laborderie, il y a certainement fausse interprétation de la médi-

(1) Après cette communication j'ai reçu de M. Dubousquet-Laborderie, à ce sujet, la rectification suivante :

« J'avais commis, sans le vouloir, une erreur. M. Gaucher ne réveille pas méthodiquement ses malades la nuit toutes les heures ou toutes les deux heures : il ne fait les lotions ou badigeonnages que si les malades se réveillent ; ayant ajouté que les malades gravement atteints, se réveillent souvent, et qu'on a toujours dans ce cas l'occasion de faire d'assez fréquentes lotions. Je ne partage pas son opinion, et j'ai modifié son traitement à ce point de vue, réveillant les malades toutes les heures. Quant aux lotions, M. Gaucher en est absolument partisan. »

Cette rectification, il me paraît, n'infirme aucunement mes déductions. J'en profiterai au contraire pour compléter encore mieux ma pensée à ce sujet. J'ai la conviction que tout traitement, qui directement ou indirectement occasionne le lavage le moins interrompu possible de la région diphthéritique, est apte à produire des heureux effets. Or, le traitement de Gaucher, et par ses lotions fréquentes qu'il répète souvent, quoique non à des périodes fixes, la nuit, et par l'hypersécrétion constante de toutes les glandes de l'arrière-gorge et de la bouche, à la suite de l'irritation provoquée par le badigeonnage, constitue, par le fait, presque un lavage continuel de la bouche et du pharynx.

cation ; car la cautérisation, qui pour eux constitue le fond, n'en est très probablement qu'un accessoire, et j'ajouterai même, un accessoire souvent nuisible ; tandis que la vraie cause de leur succès se trouve dans les *lavages fréquents* qu'ils recommandent et qu'ils pratiquent *le jour et la nuit*.

Il est loin de ma pensée de prétendre que ce soit toujours et uniquement par les lavages fréquents qu'on puisse avoir un bon résultat dans le traitement de la diphthérie. Tout praticien qui a un peu l'expérience de cette affection, n'a pas de peine à reconnaître que les épidémies et les cas sporadiques de diphthérie n'ont pas partout et toujours un type unique, mais qu'elles se présentent avec des nuances d'expression et de gravité très différentes. Or, il va sans dire qu'on rencontre des fois des formes bénignes de diphthérie qui guérissent avec ou malgré n'importe quel traitement. Mais, en dehors de ces séries heureuses, je ne doute pas que les bons résultats sont exceptionnels, lorsqu'on se limite à de rares quoique très actives médications pendant le jour, si elles sont suivies de repos complet pendant la nuit.

A l'appui de cette affirmation, permettez-moi de vous lire la lettre que j'ai reçue il y a quelques jours de notre collègue M. Dubousquet-Laborderie, à qui j'avais fait part de ce travail :

« Je soignais, dit-il, depuis cinq jours, M. Georges M..., fils d'un agent voyer en chef du département de la Seine, vigoureux jeune homme de vingt-huit ans, pour une angine diphthéritique dont les fausses membranes sont toujours restées localisées à la base de la luette et à la luette. Fort peu d'engorgement ganglionnaire, état général bon, pas d'albumine. Dans la journée du quatrième jour de soins par le traitement Gaucher, les fausses membranes avaient complètement disparu, et pour laisser reposer mon malade, j'interrompais trop longuement les badigeonnages et les gargarismes qu'on ne fit que deux fois de quatre heures du soir au lendemain matin à huit heures. A ce moment, je visite le malade, et je retrouve la luette et la base à nouveau tapissées de fausses membranes. Que serait-il advenu sans la reprise du traitement, bien que l'angine fut des plus bénignes ? Il a fallu quatre nouveaux jours de soins pour les faire complètement disparaître. »

Et dans le même ordre d'idées, M. le docteur J. Simon, dans

ses remarquables leçons sur la diphthérie (1), raconte le fait suivant, qui, comme il le dit, est en quelque sorte aussi net qu'une expérience de laboratoire :

« Un jeune enfant, à qui je donnais des soins, était atteint, depuis trois ou quatre jours, d'une forme qu'on aurait pu appeler typique d'angine couenneuse simple. Le traitement local prescrit était appliqué d'une manière sévère, l'enfant allait mieux. Ce mieux fut précisément la cause d'une négligence dans le traitement ; et pour ne pas éveiller l'enfant, dont le sommeil semblait calme, on resta une nuit entière sans déterger les fausses membranes. Le lendemain tout était changé : les phénomènes locaux plus intenses, l'état général grave ; le bacille de Klebs avait pu, pendant toute cette nuit, sécréter librement son poison. Je fis reprendre le traitement avec la plus grande énergie, le mieux reparut, et au bout de peu de jours, l'enfant entrait en convalescence. »

Pour mon compte, j'en ai un cas encore plus probant. Il s'agissait d'une petite fille de deux ans qui, atteinte d'angine diphthérique limitée aux amygdales, fut soumise jour et nuit aux lavages très fréquents avec la solution du perchlorure de fer. Le troisième jour, l'affection était déjà si améliorée, qu'il ne restait plus, comme manifestation morbide, qu'une toute petite plaque de la dimension d'une tête d'épingle sur l'amygdale droite.

Je conseillais néanmoins de continuer encore pendant deux ou trois jours les injections toutes les deux ou trois heures. Mais l'enfant paraissait si bien aux parents, que, pour lui éviter quelques pleurs, ils ne firent plus rien de ce que je leur avais ordonné. Le surlendemain, ils étaient obligés de revenir me chercher. l'enfant était de nouveau bien malade, les fausses membranes s'étaient complètement reformées et plus étendues. Cette fois, elles avaient atteint même les piliers antérieurs, et, à droite, la fausse membrane montait jusqu'au palais. J'instituais le même traitement ; au troisième jour, j'avais enrayé de nouveau la maladie, et, au bout du quatrième, il n'existait plus qu'un point diphthérique sur l'amygdale droite. L'état général était excellent. Malgré la sévère leçon précédente, cette fois encore les parents abandonnèrent

(1) *Nouvelles études sur la diphthérie,* par le docteur J. Simon (1889).

complètement le traitement avant que toute trace de pseudo-membrane fût tout à fait disparue. Et, pour la troisième fois, je devais revenir pour redonner les mêmes soins, l'enfant ayant subi une deuxième rechute. Les fausses membranes avaient regagné les deux amygdales et une partie du voile du palais à droite. On en fut maître assez facilement au bout de vingt heures et trois jours après, il n'existait plus aucun symptôme de l'affection. Par prudence, on continua à distance les lavages jusqu'au sixième jour (1).

C'est précisément sur ce point très important du traitement de la diphthérie que je me trouve en absolue opposition d'idées avec le plus grand nombre de nos maîtres, et surtout avec notre éminent confrère M. Cadet de Gassicourt. Pour lui, les deux préceptes qui doivent dominer dans la lutte contre la diphthérie, les deux choses sacrées, comme il les appelle, qu'il faut avant tout respecter, ce sont le sommeil et l'alimentation (2).

Je suis bien désolé qu'en cette occasion au moins, ma parole et mon autorité ne soient pas à la hauteur de l'importance et de la justice de la cause pour jeter le cri d'alarme et être entendu par tous les médecins. Car, rarement, on a établi en thérapeutique un principe plus funeste, et d'autant plus funeste qu'il est considéré presque comme indiscutable par nos pédéiatres les plus illustres, et qu'il est adopté et si nettement formulé par un clinicien si expérimenté, et un savant si apprécié que M. Cadet de Gassicourt.

Je ne peux mieux comparer la gravité et l'inconvénient d'une telle opinion, qu'aux conséquences graves qui sont résultées de la malheureuse assertion de Bretonneau, que le traitement rationnel de la diphthérie se composait de la cautérisation et de la trachéotomie.

Malgré l'autorité sans égale de Bretonneau dans cette question, l'expérience de ses élèves, des contemporains et surtout de M. Cadet de Gassicourt, a fait justice de l'action incontestablement pernicieuse des cautérisations. Malheureusement, lorsque de telles assertions émanent de maîtres si éminents, elles ont une

(1) *Contribution au traitement de la diphthérie* (*Bulletin de la Société de médecine pratique*, 1887).

(2) Cadet de Gassicourt, *loc. cit.*

portée trop grande et ne sont pas faciles à détruire. Elles pénètrent dans les masses des praticiens, elles s'imposent au public, et quelquefois ce n'est qu'après plusieurs générations qu'on peut parvenir à les déraciner. Voyez, en effet, ce qui se passe pour les cautérisations. Encore aujourd'hui nous avons plus de la moitié des médecins qui se feraient un scrupule de ne point se conformer aux idées de Bretonneau. Et le public, tout le monde le sait, ne manquerait pas d'accuser presque de crime tout médecin, qui, en cas d'insuccès, n'aura pas martyrisé avec quelque caustique la gorge du malheureux diphthérique.

Eh bien, cet axiome de Bretonneau, reconnu si pernicieux par presque tous les savants d'aujourd'hui, et qui s'impose encore actuellement dans le public comme une vérité de foi, je ne sais s'il n'est pas moins fatal, et s'il n'a pas une moins grande portée que celui de M. Cadet de Gassicourt.

Je ne crains pas de le dire, j'en ai la profonde conviction, que c'est à cette religion de respecter le sommeil du diphthérique qu'on doit attribuer la cause principale des insuccès de tous les médicaments qui ont été expérimentés et qu'on expérimentera encore dans les mêmes conditions à l'hôpital. Tant qu'on laissera pendant des nuits entières le microbe pathogène en pleine liberté d'évolution, sans qu'aucun agent vienne à lui gêner l'existence, à entraver sans cesse la rapidité de sa pullulation, et à aguerrir en même temps la muqueuse environnante, ni la résorcine, ni l'acide phénique, ni le perchlorure de fer, pas plus que quelque autre médicament que ce soit, ne parviendront jamais à modifier l'effrayante statistique de la diphthérie, à moins que la découverte d'une heureuse vaccination ne la fasse disparaître du nombre de nos épidémies.

Au sujet de l'alimentation des diphthériques, j'ai cherché à démontrer dans un travail précédent (1) que je trouvais trop absolue, et même pas exempte d'inconvénients la formule de M. Cadet de Gassicourt. Pour lui, l'alimentation doit être aussi complète, aussi abondante que possible : biftecks, côtelettes, jambon, jus de viande, tout est utile ; l'alimentation, dit-il, n'a d'autres limites que la répugnance invincible du malade.

(1) *Réflexions sur l'alimentation dans la diphthérie* (Société de thérapeutique, séance du 11 avril 1888).

Je ne reviendrai pas sur les arguments que j'ai apportés contre cette théorie : je me tiendrai simplement à la conclusion que j'avais donnée c'est-à-dire, que, chez les malades atteints de diphthérie angineuse, l'alimentation doit être toujours liquide ou semi-liquide, et qu'elle doit être donnée d'une manière sobre et inversement proportionnée à l'intensité de la fièvre et à la violence de l'inflammation de la gorge.

Et si je devais me baser sur une diphthérie grave que j'ai eu l'occasion de soigner ces derniers jours, je pourrais dire, que, la diphthérie n'étant pas ordinairement une maladie à longs cours, nous n'avons aucunement à nous préoccuper si le malade reste quelques jours sans recevoir une alimentation sérieuse. Dans mon cas, il s'agissait d'une petite fille très délicate, habituellement bronchitique, ayant la diphthérie au nez, à la gorge et aux larynx, avec albuminurie, œdème à la face et teint légèrement cyanosé. Soumise dans ces conditions aux lavages très fréquents d'eau perchlorurée, et trachéotomisée deux jours après, elle resta une huitaine de jours sans avaler le moindre aliment. On ne lui administra que quelques lavements nutritifs, seulement à partir du troisième jour de cette abstinence tenace. Cela n'a pas empêché que quatre jours après la trachéotomie on commençait à enlever la canule, et que l'enfant était complètement guérie au bout de douze jours.

Dans ce long quoique très incomplet exposé, on a, il me paraît, un nombre suffisant d'éléments pour avancer une réponse assez motivée à la question qui a servi de titre à cette communication : c'est-à-dire pourquoi, dans le traitement de la diphthérie les mêmes médicaments donnent-ils des résultats satisfaisants à certains praticiens, et des résultats négatifs à d'autres ?

Cette réponse, qui nous servira de conclusion, est la suivante.

Dans le traitement de la diphthérie, les médicaments ne peuvent manifester leur action thérapeutique favorable, qu'à la condition d'être portés le plus fréquemment possible au contact de la région envahie et envahissable par le microbe spécifique : et, par conséquent, les praticiens, qui administreront les médicaments sous forme de lavages très fréquents, ou bien qui accompagneront l'application de ces médicaments avec de très fréquentes ingestions ou irrigations, ou pulvérisation ou vaporisation d'autres liquides, obtiendront en général des résultats d'autant plus satisfaisants, qu'ils se conformeront plus rigoureusement à cette conception thérapeutique.

J'avais déjà terminé ce travail, lorsqu'à la dernière séance, nous avons eu l'importante discussion provoquée par la communication de M. Constantin Paul. Dans cette communication, M. Constantin Paul, après avoir donné un aperçu rapide des travaux qui ont été envoyés cette année à l'Académie de médecine pour le concours Saint-Paul, s'est arrêté tout spécialement à l'étude du docteur Couzot, comme étant celle qui, d'après lui, répondait mieux à la conception pathologique actuelle de la diphthérie.

Je demande pardon de revenir sur ce sujet, mais je le crois nécessaire dans le but de combattre une vieille théorie que le docteur Couzot nous a présentée remaniée, que MM. Constantin Paul et Cadet de Gassicourt ont eu l'air d'épouser et que les connaissances actuelles de microbiologie diphthérique contredisent à coup sûr. Je veux parler de la division qu'on voudrait nous refaire accepter de la diphthérie en primitive et secondaire, comme il est admis pour la syphilis et pour d'autres affections. En effet, M. Couzot, à part la fausse membrane primitive directe, sur laquelle nous sommes tous d'accord, admet la possibilité d'une diphthérie, qui, après une évolution latente dans les fosses nasales, infecterait l'organisme et reparaîtrait ensuite aux amygdales, comme manifestation secondaire de l'empoisonnement de tout l'organisme. Une telle conception admise, ce serait l'explication et la justification des angines hypertoxiques.

Je m'élève absolument contre une pareille théorie de la diphthérie, théorie trop dangereuse par ses conséquences. Et les recherches de Roux et Yersin, et d'autres recherches faites tout récemment en Autriche viennent à mon secours, car elles démontrent que dans la diphthérie, l'infection générale par les micro-organismes n'est qu'une exception très rare, et encore elle n'a lieu que lorsque l'organisme est déjà compromis par l'absorption trop abondante des toxines sécrétées.

Je veux bien admettre que nous avons assez souvent des cas de manifestations diphthériques à la gorge, qui se font très rapidement pernicieux, hypertoxiques, comme les appelle M. Cadet de Gassicourt. Mais ici ces manifestations ne sont pas du tout l'expression, la résultante de l'infection générale ; au contraire, elles sont la conséquence très simple et très naturelle de l'expansion de proche en proche ou par inoculation à distance de la diphthérie nasale, qui existait peut-être depuis plusieurs jours, et que le médecin, à cause de la difficulté de l'inspection et souvent par négligence, n'a pas entrevue.

Or, il en résulte (et voilà pourquoi j'ai voulu relever cette erreur pathologique), que si dans ces cas on se borne à pratiquer quelques rares badigeonnages ou pis encore des cautérisations énergiques à la gorge, suivies de rares et incomplets lavages des fosses nasales, il en résulte, dis-je, que dans ces cas, la diphthérie évoluera de manière hypertoxique et presque toujours fatale. Par contre, au lieu d'agir d'après un scepticisme fataliste, ou bien se débattre virtuellement dans un traitement général de l'organisme certainement insuffisant, en négligeant le lieu d'implantation de la fausse membrane et en laissant le champ libre à la pullulation des bactéries pathogènes et à la production illimitée de leur sécrétion septique, si la conception des manifestations diphthériques est conforme aux données des dernières découvertes, on s'empressera d'attaquer avec beaucoup plus d'énergie l'ennemi dans sa place, en pratiquant immédiatement des injections antiseptiques très fréquentes, presque continuelles, dans toute l'étendue des fosses nasales et de la gorge, et on parviendra souvent à arrêter la marche pernicieuse de la maladie et à écarter un dénouement fatal.

Certes, je n'ai pas la prétention d'avancer qu'il en sera toujours ainsi, surtout dans les cas où les fausses membranes dominent sur toute la surface de la membrane schneiderienne et ont déjà envahi l'antre d'Hygmore en rendant imperméable à tout lavage la région nasale.

Dans ces cas-ci, malgré tout le dévouement et l'énergie du médecin, les résultats seront, en général, mauvais. Je crois cependant que quelquefois dans des conditions si graves, on pourrait encore avoir l'espoir de succès en pratiquant une espèce de ramonage forcé des fosses nasales, suivi de lavages antiseptiques presque ininterrompus ; et pour les rendre plus complets, ces lavages,

je propose dans les cas extrêmes la trépanation de la paroi antérieure de l'antre d'Hygmore, qui, comme je l'ai dit, devient quelquefois un foyer d'élaboration de sécrétions septiques. On aurait
par cette nouvelle porte, la possibilité d'abord d'atteindre directement les fausses membranes de l'antre d'Hygmore, et en deuxième
lieu de faire plus complet le lavage des fosses nasales (1).

Voilà ce que je tenais à faire observer au sujet de la théorie
dangereuse du docteur Couzot, sur l'admission d'une diphthérie
primitive et d'une autre secondaire.

Si vous le permettez, je vais maintenant tâcher de répondre
au *desideratum* manifesté par M. Constantin Paul, c'est-à-dire
d'indiquer la voie que le praticien doit suivre lorsqu'il se trouve
en présence d'un cas de diphthérie ; car, il est incontestable, que
jusqu'à présent, peu de maladies ont tenu le médecin plus per-
plexe sur le *quid agendum*, autant que la diphthérie. Je me rap-
pelle trop mes débuts et ceux de quelques confrères pour en être
suffisamment édifié. Mais je pense que dorénavant il ne doit plus
y avoir autant d'embarras, car les lignes générales de ce traitement, nous pouvons déjà les tracer dès aujourd'hui, en laissant à
l'avenir le soin de les modifier pour ce qui est de quelques détails.

Ces lignes principales que je propose sont les suivantes :

1° Le malade doit être isolé dans une pièce bien aérée et dé-
garnie de tout meuble non indispensable ;

(1) Au commencement de cette année, grâce à l'obligeance de M. le docteur d'Heilly, j'ai pu faire des recherches anatomo-pathologiques à l'am-
phithéâtre de l'hôpital Trousseau, au point de vue de la diphthérie
nasale. Ces recherches ont porté sur seize sujets. Toutes les fois que la
mort avait eu lieu par la forme toxique, toujours les pseudo-membranes
occupaient totalement ou presque totalement les fosses nasales. Et deux
fois j'ai constaté la présence de fausses membranes dans l'antre d'Hygmore,
qui en était, pour ainsi dire farci. C'est ce fait, que je pense être le premier à l'avoir constaté, qui m'a donné l'idée de proposer dans les cas
extrêmes, le drainage, le lavage de cette cavité. Cette conception thérapeutique qui est pourtant très rationnelle, a été jugée par quelques confrères, non seulement hasardée, mais pas sérieuse. Je veux supposer qu'ils
ignoraient les résultats de mes recherches anatomo-pathologiques lorsqu'ils ont porté ce jugement ; car j'ai de la peine à imaginer quelle autre
médication ils sont disposés à adopter dans ces cas, à moins qu'ils
veuillent continuer à rester spectateurs résignés et inactifs contre les ra-
vages foudroyants de la maladie.

2° L'air de cette pièce sera tenu humide et à la température de 20 à 22 degrés ;

3° Dans cette pièce, il y aura constamment un ou deux réchauds allumés, pour faire évaporer une solution d'acide phénique à 5 pour 100, contenue dans des vases très larges. On surveillera avec soin les urines et l'état général du malade, pour éviter les effets pernicieux de l'acide phénique.

4° On administrera, dès le premier moment, un léger vomitif suivi d'un purgatif, et on veillera à ce que le malade ait, au moins, une selle tous les jours, dans le but d'éviter le plus possible le séjour et l'accumulation, dans le tube digestif, des toxines et des bactéries diphthéritiques qui y pénètrent forcément par la déglutition.

5° Si la fièvre est élevée, on administrera quelques doses de sulfate de quinine, dont, en ces cas, j'ai toujours remarqué l'action incontestablement heureuse.

6° L'alimentation sera exclusivement liquide ou semi-liquide, d'une manière sobre, et inversement proportionnée à l'intensité de la fièvre et à la violence de l'inflammation.

7° On se guidera d'après l'étendue de l'affection pour pratiquer, toutes les demi-heures ou plus souvent, le jour et la nuit, des irrigations-lavages complets et tièdes dans chaque fosse nasale et dans la gorge. Ces irrigations seront faites avec une certaine force, au moyen d'une poire en caoutchouc de la capacité de 75 à 100 grammes de liquide. Cette poire aura une canule assez large pour permettre un gros jet.

8° Pour les irrigations dans la gorge, il n'est pas nécessaire de se servir de l'abaisse-langue pour l'ouverture de la bouche. Si l'enfant se refuse à l'introduction de la canule, on lui tiendra la tête bien immobile entre la main gauche et la poitrine de l'opérateur, on glissera la canule autour de l'arcade dentaire, et on pénétrera dans la gorge sans difficulté par derrière la dernière dent molaire.

9° Pour les injections dans le nez, avoir bien soin de ne point diriger la canule verticalement en haut, et de ne pas employer un liquide froid. Il faudra aussi, dans ce cas, tenir la tête de l'enfant bien immobile, et diriger la canule comme si on voulait faire sortir le jet en correspondance de la protubérance occipitale.

10° **Le** liquide qui doit servir pour les irrigations sera ou de la solution de perchlorure de fer de 1 à 5 pour 1 000, ou bien de la solution d'acide phénique.

11° On évitera *absolument* de cautériser et d'enlever par n'importe quel moyen traumatique, les fausses membranes, à l'exception du cas spécial, dont nous parlerons plus bas.

12° Si on était appelé à une période très avancée de la maladie, lorsque les ganglions du cou sont très tuméfiés et que les fosses nasales sont déjà imperméables aux irrigations, on pratiquera avec des sondes-tampons de violents ramonages, suivis d'irrigations presque continues ; dans les cas extrêmes, on procédera à la trépanation de la paroi antérieure du maxillaire supérieur pour laver l'antre d'Hygmore, et on se servira de cette ouverture pour faire plus complètes les irrigations nasales.

13° En cas d'extension de la diphthérie au larynx, on procédera au plus tôt à la trachéotomie, qui, soyez-en bien convaincus, n'est pas, par elle-même, une opération grave ni difficile, lorsqu'elle est faite assez tôt, et n'est pas, non plus, une cause aggravante de la diphthérie, à la condition qu'elle soit suivie par les soins nécessaires.

14° C'est une erreur de vouloir attendre que toutes les possibilités de la guérison spontanée soient épuisées. On ne fait ainsi que favoriser la marche envahissante du microbe de Klebs, et compromettre dans l'immense majorité des cas le succès, qui doit cesser d'être la très rare exception, pour devenir le résultat très fréquent de la trachéotomie.

15° A la suite de la trachéotomie, on appliquera une double canule dont l'externe est fenêtrée en haut ; et, toutes les demi-heures ou plus souvent, le jour et la nuit, après avoir retiré la canule interne, on pratiquera, avec un appareil système Richardson, des pulvérisations du même liquide antiseptique, qui sert déjà pour le nez et pour la gorge. Ce liquide sera tiède et un peu plus dilué.

16° On n'enlèvera définitivement la canule, que tout autant qu'on sera certain, par l'état général et local du malade, que la diphthérie a complètement disparu.

17° Les personnes exposées à la contagion de la diphthérie, spécialement celles qui sont sujettes aux affections pouvant dépouiller de son épithélium la muqueuse naso-pharyngo-trachéale, et, à plus forte raison, celles qui sont déjà atteintes de ces affections, devront subir, dans le but prophylactique, des lavages tièdes et aseptiques du nez et de la gorge.

Je ne sais si ces conclusions répondent en tous points aux nécessités thérapeutiques de la diphthérie d'après les derniers progrès de la pathologie, ni j'ai, avec cela, la prétention d'avoir dit le dernier mot sur cette question si importante. Je pense, cependant, que l'ensemble de cette médication, et surtout l'idée qui la domine, constituent déjà un réel progrès de la thérapeutique de la diphthérie. En tout cas, ce dont je n'ai aucun doute, c'est que, si elle est exactement appliquée, la diphthérie cessera à coup sûr d'avoir le triste privilège d'occuper le premier rang dans la statistique de la mortalité par maladies épidémiques.

Dans la communication que je vous ai faite le 24 du mois dernier, je vous ai dit que le docteur Couzot avait renouvelé la théorie approuvée par M. Constantin Paul, de la division de la diphthérie en primitive et secondaire, comme ce serait de la syphilis. MM. Labbé et Rougon, si je ne me trompe, avaient protesté contre cette interprétation que j'avais donnée aux paroles de M. Constantin Paul. En présence de cette contestation très nette, je n'ai pas osé, en ce moment-là, soutenir plus longtemps mon affirmation.

Veuillez donc m'excuser si, aujourd'hui, avec les documents à la main, je viens vous prouver que ce que j'avais avancé était bien le vrai. Et pour cela, je n'ai pas besoin de torturer la pensée pour avoir les arguments nécessaires. Je me contente de vous citer les paroles textuelles de M. Constantin Paul. Voilà ce qu'on lit à la page 78 de notre *Bulletin :*

« Pour M. Couzot, la diphthérie se comporte toujours comme une maladie d'inoculation. On doit donc, d'après lui, rechercher avec soin le point primitif de l'inoculation, l'*accident primitif,* accident qui, après une incubation de quelques jours, déterminera l'infection générale et les accidents secondaires qui en sont la manifestation. La thérapeutique locale sera donc suffisante dans les premières périodes ; la thérapeutique antiseptique devra se joindre à la thérapeutique parasiticide dans la période secondaire.

. . . .

« ... M. Couzot fait une distinction qui n'a pas encore été faite, que nous sachions, par d'autres. Cette distinction est celle-ci : *la plaque qui se montre à la gorge peut être l'accident primitif, le point de départ de l'infection, mais dans d'autres cas, la plaque peut être, au contraire, le produit de l'infection.*

« Si la maladie débute, par exemple, par le coryza diphthéritique, et que le coryza ne soit pas éteint par un traitement antiseptique énergique, l'infection a lieu et les *plaques, qui apparaissent ensuite à la gorge, ne sont plus que des accidents secondaires, le produit de l'infection générale.* »

Et M. Constantin Paul fait preuve d'adopter la même opinion lorsqu'il dit un peu plus loin : « Cette théorie (de M. Couzot), si précise, permet de comprendre également la moindre gravité de l'angine d'emblée et surtout du croup d'emblée. »

Vous voyez donc que j'avais bien saisi la vraie pensée du docteur Couzot sur la division de la diphthérie ; car, aux expressions dont il se sert, on croirait qu'il parle de la syphilis. Vous ne serez donc pas étonnés si, pour une nouvelle fois, je proteste contre cette théorie, qui est en complète contradiction avec les connaissances pathogéniques qu'on a aujourd'hui de cette affection, théorie qui fatalement vous amènerait à des fâcheuses conséquences de pronostic et de thérapeutique. En effet, il est maintenant une vérité presque incontestable que le bacille de la diphthérie n'existe pas dans les organes et dans le sang des animaux morts d'infection diphthéritique. Cette connaissance nous fournit les éléments pour établir scientifiquement le pronostic de la diphthérie ; parce que nous savons par elle que tant que nous sommes maître d'irriguer, d'antiseptiser la région d'insertion des fausses membranes, tant que l'étendue de ces fausses membranes, de cette fabrique de poison septique n'est pas trop vaste, nous avons le droit de compter sur une terminaison heureuse, et que cette terminaison sera d'autant plus rapidement et plus sûrement atteinte, que la fausse membrane sera plus limitée et que la résistance constitutionnelle du malade sera plus prononcée. Cette connaissance pathogénique nous indique aussi que, pour la thérapeutique, au lieu de nous évertuer en vain dans un traitement général, toujours de secondaire importance et souvent à peu près inutile, nous devons concentrer nos efforts pour combattre la maladie à son lieu d'implantation.

Cette question de la nature de la diphthérie m'oblige à attirer votre attention sur une expression qu'on a souvent employée dans le cours de cette discussion, et qui forcément doit donner lieu à des malentendus. Je veux parler de l'expression *diphthérie qui devient infectieuse*, que chacun émet et accepte comme très claire, sans en préciser aucunement la signification qu'on y attache. En effet, selon le point de vue auquel on se place, toutes les diphthéries sont infectieuses, ou bien il n'y en a aucune, à moins d'exception, qui soit vraiment infectieuse. Ainsi, si par infection, vous entendez la généralisation du micro-organisme pathogène, surtout sa pullulation dans les organes et dans le sang, vous n'aurez presque jamais de diphthérie infectieuse. Si, par contre, dans la phrase : *diphthérie qui se fait infectieuse*, vous voyez la diffusion du produit septique, dans ce cas, pour combien que la diphthérie soit légère, elle ne sera pas moins infectieuse ; car, dès que le microbe de Klebs existe sur la muqueuse et y pullule, ce microbe remplit les fonctions de son existence et produit des sécrétions ; et dès qu'il y a production de ces sécrétions, il y a absorption plus ou moins complète de ce produit par l'organisme et il y a, par conséquent, infection.

Je pense donc qu'il est nécessaire de ne plus se servir d'une expression qui ne fait qu'augmenter les malentendus dans une question déjà pleine de tant de difficultés.

Une autre remarque que j'ai faite dans le cours de la discussion, c'est l'unanimité des orateurs sur la manière d'agir au sujet des fausses membranes. Tous conviennent de la nécessité de les faire disparaître avec des moyens plus ou moins violents, sans se préoccuper aucunement de la muqueuse d'implantation saine qui les entoure. Je ne peux faire à moins, que de rappeler, à ce propos, ce que j'ai dit dans le corps de ma communication, c'est-à-dire, que la fausse membrane, tant qu'elle n'est pas développée sur une vaste surface, ne doit pas nous inquiéter outre mesure ; car elle tombe toute seule dans l'espace de quelques jours. Ce qui, au contraire, doit être le but principal et constant de notre traitemènt, c'est de tonifier, d'aguerrir la muqueuse, pour la rendre terrain réfractaire à la culture du bacille de Klebs, résultat qu'on obtiendra généralement (surtout au début de la maladie) par les lavages très fréquemment et abondamment répétés avec les solutions antiseptiques.

En répondant à ma communication précédente, M. Cadet de Gassicourt m'a adressé des reproches, qui m'ont été doublement sensibles : premièrement, parce que je les crois injustes, et en deuxième lieu, parce qu'ils émanent d'un savant que, malgré une grande divergence d'opinion au sujet de la diphthérie, je n'hésite pas à reconnaître et à proclamer un des plus illustres représentants de la pédéiatrie actuelle.

Je vais faire de mon mieux pour me justifier de ces accusations. Et pour commencer, je dirai que j'ai peine à comprendre de quelle manière M. Cadet de Gassicourt a pu voir dans ma communication une question personnelle, d'aucun intérêt pour le public et ne pouvant servir à rien pour la science. Sans vouloir trop approfondir la forme et le sens de l'expression de M. Cadet de Gassicourt, je ne peux cependant pas faire moins que de protester de toutes mes forces contre cette pensée. Il est trop contre ma nature, j'ai une idée autrement élevée de la science, et j'ai trop de respect pour cette noble assemblée, pour abaisser, pour dévier de hautes questions scientifiques en indignes questions personnelles. Et puis, je me demande, comment pourrait-il exister des questions personnelles entre M. Cadet de Gassicourt et moi?

M. Cadet de Gassicourt ne s'explique pas pourquoi, étant donné que tous les auteurs autorisés, tous les médecins des hôpitaux d'enfants, ses collègues, partagent ses idées, à quelques nuances près, il a été le seul mis en cause, quand il n'a été souvent que l'écho des idées courantes. Je commence par lui faire observer qu'à un certain endroit de ma communication, je dis : « C'est précisément sur ce point du traitement de la diphthérie que je me trouve en absolue opposition d'idées *avec le plus grand nombre de nos maîtres*, et surtout avec notre éminent confrère, M. Cadet de Gassicourt. » Cela, il me paraît, ne veut pas dire mettre quelqu'un seul en cause, avec l'intention de faire une

question personnelle. Si je me suis adressé plus directement à
M. Cadet de Gassicourt, c'est parce que je connais plus à fond
ses ouvrages et ses opinions, c'est parce que je vois en lui l'un
des chefs les plus autorisés, qui ont imposé leurs idées au public médical. Franchement, en dirigeant contre lui mes atta-
ques scientifiques, je croyais plutôt donner un témoignage de la
grande valeur que j'attache à mon adversaire, et croyez-le, cela
n'a pas été sans beaucoup d'hésitation et encore beaucoup plus
de crainte que je me suis décidé à vous exposer complètement
mes convictions scientifiques, persuadé que j'étais de devoir
heurter des opinions si respectables. Malheureusement pour moi,
ou je n'ai pas le don de savoir m'expliquer, ou bien on ne veut
pas justement me comprendre.

Un autre reproche que m'adresse M. Cadet de Gassicourt, et
que j'aurais plus de droit à lui retourner, est celui de ne point
faire ses citations exactes et complètes. A l'appui de ce sentiment,
il rapporte deux points de ma communication, où j'aurais amputé
injustement ses phrases et altéré sa pensée. Ainsi, au sujet du
passage sur l'impuissance de tous les médicaments, M. Cadet de
Gassicourt m'accuse de ne point avoir ajouté le correctif à la
dureté de son expression. Il est vrai que je n'ai pas cité textuel-
lement tout ce qu'il a écrit à ce sujet, parce que tout cela aurait
été trop long ; mais, je n'ai pas moins parlé à différentes re-
prises de diverses médications faites par M. Cadet de Gassicourt,
et surtout de la confiance qu'il a dans le régime le plus
tonique et le plus abondante possible. Je crois donc n'avoir
fait, et surtout volontairement, aucun tort à la forme impitoyable de sa phrase.

De même en est-il de la question de l'alimentation. J'avais
rapporté que, d'après M. Cadet de Gassicourt, « l'alimentation
doit être aussi complète, aussi abondante que possible ; tout est
utile, dit-il, l'alimentation n'a d'autres limites que la répugnance
invincible des malades. » Mon honorable contradicteur trouve
que cette citation a été infidèle, parce que je ne l'ai pas complétée
avec les phrases suivantes : « Maintenant, quand je recom-
mande une alimentation solide, il est clair que je vous parle
seulement des cas dans lesquels elle est possible, c'est-à-dire des
angines où les fausses membranes sont peu épaisses et peu abon-

dantes..... Quand vous aurez affaire à une angine grave, vous devrez avoir recours aux aliments liquides, au lait, au jus de viande, etc. »

Mais je vous demande à mon tour, est-ce que la deuxième partie de l'argumentation corrige, modifie en quoi que ce soit la première ? Il va de soi que lorsque l'angine est grave, on ne recourra qu'aux aliments liquides, car il n'y aurait pas moyen de faire autrement. Ce que j'ai voulu combattre, moi, c'est précisément l'opinion de donner une alimentation solide dans toutes les angines indifféremment. Et la question étant ainsi posée, croyez-vous que, de parti pris, j'ai eu vraiment l'intention de faire une citation *ad usum delphini?*

M. Cadet de Gassicourt, vers le milieu de son argumentation, s'exprime de la manière suivante : « Mais je remarque une chose, c'est que les médecins sont divisés en deux camps : d'un côté, tous les médecins des hôpitaux d'enfants, qui sont souvent embarrassés en présence d'une angine pour poser un diagnostic assuré, qui souvent sont contraints de suspendre leur jugement pendant un, deux, trois jours, quelquefois même pendant toute la durée de la maladie, qui guérissent toutes les diphthéries bénignes, qui guérissent plus rarement les diphthéries graves, qui ne guérissent qu'exceptionnellement (une fois sur dix, d'après J. Simon) les diphthéries infectieuses, et jamais ou presque jamais les diphthéries toxiques; d'un autre côté, les médecins qui ont inventé ou ressuscité des méthodes de traitement particulières. Ces médecins diagnostiquent l'angine diphthéritique presque toujours, et presque à coup sûr, dès le début, ils guérissent tous leurs malades. J'ajoute qu'ils guérissent par tous les moyens : en arrachant les fausses membranes, en refusant de les arracher, en employant des topiques antiseptiques énergiques, ou à peine antiseptiques, en usant d'un traitement général, en le laissant de côté, et même en faisant des irrigations tous les quarts d'heure, comme M. Guelpa qui ne respecte pas le sommeil, ou toutes les deux heures pendant le jour, comme M. Gaucher qui laisse dormir ses malades. »

Quoiqu'il puisse être pénible à M. Cadet de Gassicourt de voir rompre cette division si nette, que son désir, plutôt que la réalité, a créée entre les médecins des hôpitaux d'enfants et.......

les autres, sans parler des pédéiatres de la valeur d'Œrtel et Jacobi, j'ai la satisfaction de lui opposer le savant médecin des Enfants malades, M. Jules Simon, qui, en fait de diphthérie, est certes plus en communion d'idées avec moi qu'avec M. le médecin de l'hôpital Trousseau.

Il ne m'est pas difficile de vous fournir la preuve de ce que j'avance, car le jour même où M. Cadet de Gassicourt s'exprimait si durement à mon égard, j'avais l'honneur de recevoir, avec ses *Nouvelles Études sur la diphthérie*, la carte suivante : « Mon cher confrère, la poste vous remettra un opuscule vous démontrant que je partage complètement votre manière de voir. Docteur J. Simon. »

Je ne vous cache pas que ces quelques mots, me venant spontanément d'un savant et d'un praticien si indiscutable, et sans que je les aie sollicités (car je n'avais pas l'honneur de connaître personnellement M. J. Simon, et je ne lui avais envoyé aucune de mes modestes publications), je ne vous cache pas, dis-je, que ces quelques mots m'ont fait un bien immense ; ils m'ont grandement récompensé des peines, des désillusions et des luttes qu'on a inévitablement à endurer pour le triomphe des idées qu'on croit être l'expression de la vérité.

M. Cadet de Gassicourt se méfie des succès de certains praticiens et base ses argumentations à ce sujet surtout sur la déclaration qui lui a été faite par M. le docteur Comby, d'après laquelle celui-ci, dans son dispensaire, qui est le plus fréquenté de Paris en fait de maladies de l'enfance, sur plus de sept mille malades par an, n'a eu l'occasion de constater que huit à dix cas de diphthérie. L'argument, il faut l'avouer, est adroit et s'impose, à première vue, pour jeter le doute, comme le veut M. Cadet de Gassicourt. Mais si nous prenons la peine de le disséquer un peu, je crois qu'il n'est pas difficile de prouver que la statistique du docteur Comby est au-dessous du réel au moins de trois quarts pour ce qui est de la diphthérie. Ce n'est pas avec cela que j'ai l'intention de mettre en doute les faits avancés par M. Cadet de Gassicourt. Mais ce que je suis sûr de pouvoir contester, c'est que la statistique de M. le docteur Comby constitue une juste moyenne dans la statistique générale de la diphthérie. En effet, d'après son assertion, M. le docteur Comby aurait eu, à quelque chose près, un diphthérique par mille malades. Nous savons par contre, par la statistique municipale, qu'il y a plus de deux mille décès de diphthérie par an à Paris. Supposant que la moyenne soit d'un décès sur trois cas de diphthérie (ce qui est probable), nous aurons, par le fait, à peu près six mille cas de diphthérie par an à Paris, moyenne que je ne crois pas exagérée. Or, si nous appliquons à cette statistique la proportion de diphthériques de M. Comby par rapport aux autres maladies, nous devrions avoir pour Paris une moyenne de six millions de malades par an ; entendez-vous bien, six millions de malades, non de journées de maladie.

Je crois qu'il suffit de livrer ces chiffres à votre réflexion pour vous prouver combien peu solide est l'argumentation de M. Cadet de Gassicourt, car vous savez tous que le nombre total annuel des malades d'une population est ordinairement de beaucoup inférieur au chiffre de cette population.

Tenez compte aussi que la proportion des maladies ne reste pas distribuée également parmi tous les médecins, et que, dans leur modeste sphère, en dehors des hôpitaux, il y a des médecins qui ont leur petite renommée (de quartier, si vous voulez), pour une branche spéciale de l'art de guérir, petite renommée qui leur crée une proportion excessivement plus grande d'un ordre de maladies, sur la moyenne générale. Vous n'aurez donc pas de peine à admettre que certains praticiens ayant de très vastes clientèles, exemple notre confrère M. Dubousquet-Laborderie, puissent, dans l'espace de quelques années, présenter des statistiques consciencieuses de près d'une centaine de diphthéries observées. Cela dit de cette objection au point de vue général, permettez-moi de me défendre en particulier, comme étant plus directement visé par la remarque de M. Cadet de Gassicourt. J'ai dit, dans un de mes travaux, que mon expérience en fait de diphthérie résultait de l'observation de trois cents cas environ. Voilà comme ils se décomposent : deux cents cas, je les ai observés dans l'espace de neuf ans à Sétif, en Algérie. Pendant cette période, la diphthérie a sévi trois années différentes d'une manière si terrible, que presque chaque famille en a été plus ou moins éprouvée. Pour vous donner une idée de la gravité de l'épidémie, qu'il me suffise de vous dire que les médecins, désespérés de ne pouvoir autrement arrêter le fléau, ne connaissant pas, comme aujourd'hui, l'étiologie de la diphthérie, d'accord avec le conseil d'hygiène, avaient proposé l'éloignement de la ville du plus grand nombre possible d'enfants, avis, que la population vraiment consternée, avait accepté et exécuté, comme s'il se serait agi d'une invasion de choléra.

Depuis cinq ans que je suis à Paris, j'ai observé une moyenne de huit à dix cas par an. Dans les six mois derniers, j'en ai déjà observé neuf cas, et je vais vous prouver qu'ils ne prêtent pas motif à doute sur leur vraie nature diphthérique. Il y a d'abord les trois cas de diphthérie que je viens de communiquer (1) ; nous avons ensuite deux cas dans une autre famille (H..., 17, rue de l'Hôtel-de-Ville), de ces deux cas, un avait été soigné et trachéotomisé par un autre confrère ; un cas de diphthérie nasale, angineuse et croupale chez un enfant de quinze mois traité seulement *in extremis*, et mort de broncho-pneumonie (enfant G..., 12, rue Demarquais); un cas d'angine diphthérique chez une petite fille de deux ans (Mlle H..., 7, rue Marie-Louise), qui avait déjà eu son frère atteint de diphthérie l'année dernière, et chez laquelle la fausse membrane se présentait sous forme de traînée blanchâtre, argentée, intéressant l'amygdale et le pilier gauches (2); un autre cas d'angine diphthérique chez un enfant (L..., 29, quai Valmy), qui avait eu la même maladie il y a trois ans, et chez qui la fausse membrane étalée, avait aussi une apparence argentée, et intéressait les amygdales et le pilier gauche ; enfin un cas de diphthérie occupant les amygdales, les piliers, la luette, avec un peu de jetage et tuméfaction des ganglions du cou chez un enfant de trois ans (G..., 7, rue des Poissonniers).

A cela, ajoutez plus d'une trentaine de cas que j'ai soignés dans les hôpitaux, grâce à l'obligeance de MM. Cadet de Gassicourt, d'Heilly et Chantemesse ; ajoutez un nombre à peu près

---

(1) Trois cas de diphthérie dans la même famille. Quelques déductions pathologiques et thérapeutiques (*Bulletins de la Société de thérapeutique*).

(2) Quand, dans une angine à points blancs, vous observez... soit sur le pilier antérieur une traînée blanchâtre, si étroite et si courte qu'elle soit, alors le diagnostic est certain : c'est de la diphthérie (*Nouvelles études sur la diphthérie*, par le docteur J. Simon. Paris, 1889).

égal que j'ai vu soigner par ces messieurs, et je pense que vous ne douterez plus de ma bonne foi lorsque je dis que mon expérience en diphthérie porte sur trois cents cas environ, ni vous ne me contesterez une certaine capacité à faire le diagnostic de cette maladie. Soyez donc bien persuadés que lorsque je parle de cas de diphthérie, je ne fais allusion qu'à ceux vraiment incontestables; car si je faisais entrer en ligne de compte les cas douteux, je devrais au moins doubler ma statistique. En outre, je ferai remarquer qu'une partie de mes malades, je les ai observés, non comme le fait le médecin à l'hôpital à la visite du matin, obligé de se fier aux renseignements plus ou moins complets et plus ou moins intelligents des gardes-malades, et lorsque tout est disposé à illusionner l'œil de l'observateur; mais je les ai suivis nuit et jour, je me suis institué à la fois le médecin et l'infirmier pour mieux connaître leurs besoins, pour mieux saisir les avantages et les défauts du traitement. Je fais appel au souvenir de M. Cadet de Gassicourt pour vous confirmer la vérité de ce que j'avance.

Je vous prie, Messieurs, de m'excuser d'être entré dans ces détails ; mais j'y étais obligé pour éviter à mon éminent contradicteur *de se demander* à l'avenir *si, par prudence, je ne vois pas la diphthérie là où elle n'est pas.*

M. Cadet de Gassicourt s'étonne que moi, qui redoute tant de produire des tiraillements, des déchirures, j'ose proposer en certains cas le ramonage forcé des fosses nasales et même la trépanation de l'antre d'Hygmore ; et il se demande comment je ne suis pas effrayé de pareils traumatismes. Si quelqu'un devrait être étonné, ce serait moi, que l'objection me soit posée sur ce terrain. Car il ne faut pas passer sous silence que je ne conseille cette dernière ressource que chez les malades que M. Cadet de Gassicourt déclare absolument perdus. Je ne pense donc pas avoir émis une idée si dangereuse et si à dédaigner. En effet, ne s'agirait-il que d'un ou deux succès sur cent, que ce seraient encore un ou deux succès de plus qu'on n'en a avec la résignation pratiquée jusqu'à présent. D'ailleurs il me paraît assez rationnel de croire et d'agir d'après cette idée, que, la diphthérie étant une affection essentiellement locale au point de vue des micro-organismes pathogènes, les chances de succès seront en proportion de la possibilité de réaliser l'antisepsie la plus complète. N'assistons-nous pas à des traumatismes bien plus graves, que la chirurgie d'aujourd'hui se permet contre des affections qui, hier encore, étaient plus dangereuses que la diphthérie ?

En venant à la question de la trachéotomie, qu'il me soit permis de prier M. Cadet de Gassicourt de me dire s'il n'a jamais constaté que la trachéotomie par elle-même ait été cause de broncho-pneumonie, et s'il connaît de fréquents résultats malheureux de trachéotomie faite pour des exigences indépendantes de la nature infectieuse de la maladie. Je ne le pense pas.

Eh bien, le danger de la trachéotomie (si vrai danger existe) étant si léger, je demande à ceux qui ne veulent la pratiquer que comme ressource de sauvetage *in extremis*, je demande, dis-je, comment font-ils pour mettre leurs idées en harmonie avec les connaissances actuelles de la pathogénie de la diphthérie.

Car, lorsqu'il y a croup, vous savez à n'en pas douter, qu'il existe dans un point de la trachée ou du larynx une ou plusieurs colonies de micro-organismes diphthériques, qui irritent, qui enflamment la muqueuse d'implantation ; vous savez que toute muqueuse enflammée perd facilement son épithélium ; vous savez que cette muqueuse dépourvue d'épithélium devient le terrain de culture de ce micro-organisme, et vous savez de plus que ce microorganisme, s'il s'étale sur une grande surface, produit une abondance de secrétion septique suffisante pour détruire, par empoisonnement, le fonctionnement de l'organisme ; et s'il se multiplie sur un point limité, il peut occasionner une production de fausses membranes capable d'empêcher le libre passage de l'air nécessaire à l'hématose. Ajoutez à cela que le tirage prolongé ne peut moins que fatiguer les organes respiratoires, et que tout organe fatigué est moins résistant aux influences morbides et se prête plus facilement à l'envahissement, à la diffusion de l'agent pathogène, et vous conviendrez avec moi, je l'espère, qu'il y a de quoi s'étonner que malgré l'influence de pareilles connaissances pathogéniques et en présence de tant de dangers, on ose rester avec les bras croisés en attendant que cette bonne nature veuille bien faire la chose d'elle-même, quitte à lui accorder un sursis *in extremis* avec la trachéotomie.

Il est bien vrai de dire que pour aider le pauvre malade dans sa lutte terrible, on insiste sur la nécessité d'une alimentation forcée et tonique ; comme si cela suffisait pour arrêter, pour gêner en quoi que ce soit la marche pernicieuse et rapide du bacille de Klebs. Est-ce que dans la gale, dans la teigne, dans la pustule maligne, etc., on se contente, comme dans le bon temps, de *soigner le sang* et de donner une alimentation abondante et tonique, en laissant à la *natura medicatrix* le restant de la besogne ? Et, pour envisager une autre face de cette même question, est-ce que, dans un cas d'empyème constaté, vous attendez, avant d'opérer, que le liquide soit devenu assez abondant pour menacer la suffocation du malade ? et après, est-ce que vous ne vous occupez plus autrement de la cause de cet empyème, parce que votre malade a regagné la liberté de la respiration ?

Pourtant c'est bien ainsi qu'on a agi jusqu'à présent dans la lutte contre la diphthérie croupale !

Si, à tous ces faits, vous ajoutez que la thérapeutique de la diphthérie en général n'a marqué autrement ses effets que par une aggravation constante et effrayante de la quantité des malades et de leur mortalité totale et proportionnelle, vous n'aurez pas de peine à convenir que la continuation d'une telle thérapeutique cesse d'être l'expression de la prudence pour devenir une faute impardonnable.

Changeons donc de direction, et, répondant aux vœux de notre savant secrétaire général, profitons des récentes découvertes dans la pathogénie de la diphthérie pour en asseoir la thérapeutique sur des bases rationnelles et scientifiques, et pour faire œuvre réellement profitable à l'humanité.

Paris. — Typographie A. HENNUYER, rue Darcet, 7

DU MÊME AUTEUR

De la Galvanocaustique en chirurgie.

Contribution à l'étude de la terpine et du terpinol.

Des injections hypodermiques de sels insolubles de mercure.

Contribution au traitement de la diphthérie.

Quelques considérations et propositions au sujet d'un cas de diphthérie.

Premières applications de ma méthode de traitement de la diphthérie, faites à l'hôpital Trousseau.

Manifestations d'hydrargyrisme simulant une éruption de variole.

La méthode Jacobelli ou le traitement direct des cavités.

Réflexions sur l'alimentation dans la diphthérie, à propos d'un cas d'angine diphthéritique.

Du traitement de la diphthérie (lettre à M. Goldschmidt, de Strasbourg .

De la nécessité d'une langue scientifique internationale.

Recherches sur la pathogénie et le traitement du tétanos.

Trois cas de diphthérie dans la même famille, quelques déductions pathologiques et thérapeutiques.

PARIS. — TYPOGRAPHIE A. HENNUYER, RUE DARCET, 7.